CONTRIBUTION A L'ÉTUDE

DE

L'AUTOSÉROTHÉRAPIE DE L'ASCITE

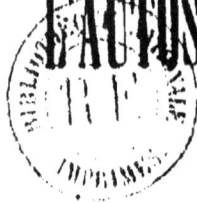

PAR

Jean LAUZE

DOCTEUR EN MÉDECINE

ANCIEN INTERNE DE L'HOPITAL CIVIL D'ORAN (1907-1910)

MONTPELLIER

IMPRIMERIE GENERALE DU MIDI

—

1911

CONTRIBUTION A L'ÉTUDE

DE

L'AUTOSÉROTHÉRAPIE DE L'ASCITE

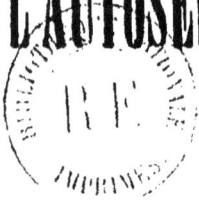

PAR

Jean LAUZE

DOCTEUR EN MÉDECINE

ANCIEN INTERNE DE L'HOPITAL CIVIL D'ORAN (1907-1910)

MONTPELLIER

IMPRIMERIE GÉNÉRALE DU MIDI

1911

A LA MÉMOIRE DE MON PÈRE

*A qui je suis redevable de ces
deux biens inestimables, puissants
facteurs d'énergie morale : l'ins-
truction et le culte de la probité.*

A MA MÈRE

A MA BONNE SOEUR JOSÉPHINE

*Qui, aux heures sombres de dé-
couragement, m'a toujours offert
et souvent fourni, pour me rapprocher du but, avec l'aide maté-
rielle, le réconfort moral.*

A MA CHÈRE COMPAGNE
ET A MES SI CHERS PETITS, GEORGES ET LUCIE

*Par qui et pour qui j'ai trouvé
l'énergie nécessaire à l'effort final.*

A TOUS LES MIENS

J. L.

A mon Président de Thèse

Monsieur le Professeur RAUZIER

A Monsieur le Professeur GRANEL

A Monsieur le Professeur agrégé SOUBEYRAN

A Monsieur le Professeur agrégé LAGRIFFOUL.

J. L.

CONTRIBUTION A L'ÉTUDE

DE

L'AUTOSÉROTHÉRAPIE DE L'ASCITE

Nous nous proposons, dans ce rapide et modeste travail, de rassembler, et, s'il se peut, mettre en quelque sorte au point, les données acquises jusqu'à ce jour sur un mode de traitement de l'*ascite* entré depuis peu, sinon dans la pratique courante, du moins dans un champ d'expérimentation assez vaste, encore que les chances en aient été, semble-t-il, très diverses, autant qu'on peut le déduire des résultats publiés, lesquels sont d'ailleurs encore assez peu nombreux : il s'agit de ce procédé dénommé le plus communément, par analogie avec le mode d'intervention depuis longtemps instauré par Gilbert (de Genève) dans le traitement des épanchements pleurétiques : *autosérothérapie de l'ascite.* Nous disons : le plus communément, car nous verrons, dans le cours de cette étude, que V. Audibert, de Marseille, l'un des promoteurs de cette méthode, propose de remplacer ce terme par celui, plus logique à son avis, de *plasmothérapie.*

Mais, avant d'entrer dans le cœur de notre sujet, il nous paraît utile de résumer au préalable, en un court chapitre, les divers autres moyens thérapeutiques auxquels, jusqu'en ces derniers temps, il était plus ou moins classiquement indiqué de recourir, en présence d'un épanchement ascitique, d'une manière générale ou suivant que telle ou telle conception pathologique du symptôme accaparait plus exclusivement l'esprit du thérapeute. Par ainsi, il nous sera possible, pensons-nous, de montrer par quelles transitions de déductions en déductions, et par l'analyse rationnelle des résultats fournis par les divers procédés successivement préconisés, les instaurateurs de la nouvelle méthode ont été conduits à une notion pathogénique de l'ascite, de laquelle ils ont cru pouvoir logiquement déduire l'indication d'un traitement, qu'ils ont ensuite soumis à l'expérimentation.

Nous résumerons ensuite, en un court historique, les travaux parus sur la question, depuis l'origine, assez récente, jusqu'à ces tout derniers temps.

Un troisième chapitre sera consacré à la méthode elle-même ; nous nous inspirerons, pour la plus grande clarté de cet exposé, du travail paru dans le *Journal médical français* du 15 novembre 1910, sous la signature du professeur Audibert, de Marseille, qui nous paraît avoir parfaitement résumé et les principes de cette méthode, qu'il a inaugurée un des premiers, et l'état actuel de la question.

Nous reproduirons ensuite, complètes ou résumées, toutes les observations publiées, à notre connaissance, jusqu'à ce jour, en réservant une place spéciale à la relation d'un cas observé à Montpellier, dans le service de notre maître, M. le professeur Rauzier, par MM. le docteur H. Roger et Chauvin, qui ont bien voulu nous communiquer le travail que cette observation leur a inspiré.

Nous les ferons suivre d'une étude critique succincte, où nous examinerons les résultats acquis et résumerons les opinions émises par les différents observateurs.

Nos conclusions, très brèves également, tâcheront de refléter pour le mieux l'impression générale qui se peut dégager, pour un simple commentateur impartial, des faits apportés et des discussions instaurées.

En somme, dans l'impossibilité où nous étions de faire œuvre bien originale, nous avons pensé qu'il pourrait du moins y avoir quelque utilité, ne fût-ce que pour ceux que pourrait tenter, par la suite, une étude plus approfondie de cette application particulière de la sérothérapie, à grouper en un faisceau unique, sinon très compact, les matériaux un peu épars dans la littérature médicale. Nous ne croyons pas qu'aucun travail analogue ait encore été produit, en dehors de l'article d'Audibert qui remonte à septembre 1910. Nous pensons, d'autre part, laissant à de plus autorisés les longs développements, que pour réaliser notre conception, une assez grande concision, loin de nuire à notre effort, ne pourra que lui être profitable. Heureux si, même en bornant ainsi notre ambition, nous n'avons pas trop présumé de nos moyens et pouvons espérer avoir atteint en partie notre modeste but.

I

LES TRAITEMENTS DE L'ASCITE

Le traitement de l'Ascite en général est, comme pour toutes les affections, général ou local.

Général, il est d'ordre purement médical, et comporte, surtout, en dehors des purgatifs, des diurétiques, le traitement de l'affection causale (cardiopathie, brightisme, affections hépatiques, tuberculose péritonéale).

La diététique pourra jouer aussi un rôle important dans certains cas ; c'est ainsi que Dieulafoy, dans l'ascite d'origine cirrhotique, préconise le *régime lacté absolu* et le *repos*, qui, combinés avec quelques ponctions opportunes et unis aux diurétiques, lui paraissent susceptibles de guérir, dans un très grand nombre de cas, non seulement l'ascite, mais la cirrhose originelle.

Local, il visera plus spécialement le symptôme en lui-même. Donc, lorsque l'ascite deviendra gênante par son abondance, on pourra s'adresser à la *ponction* ou *paracentèse*, petite intervention que tout praticien est à même de pratiquer pour peu qu'il possède un trocart dans son arsenal.

C'est là, rapidement esquissé, le vieil et classique traitement de l'Ascite. Mais, dans ces dernières années, une série de nouveaux moyens thérapeutiques, médicaux ou chirurgicaux, ont été proposés et expérimentés, dont nous voudrions donner un aperçu. Nous nous inspirerons, pour ce faire, de l'étude, très bien conçue et très claire, que Castaigne, agrégé de Paris, a consacrée à ce sujet et plus spécialement à l'*ascite des cirrhotiques*, et publiée dans le *Journal médical français* de novembre 1910 (*L'Ascite des cirrhotiques, ses nouvelles méthodes de traitement*, conférence faite à la clinique médicale de l'Hôpital Beaujon). Nous lui emprunterons à la fois son plan, et, en les résumant, ses renseignements et son exposé.

Castaigne groupe ces nouvelles méthodes sous cinq chefs principaux :

I. — PONCTION SIMPLE

C'est la paracentèse classique, dont nous avons déjà parlé. Elle supprime exclusivement les symptômes d'ordre mécanique ; c'est son seul avantage. Mais elle ne modifie pas les lésions du foie et les symptômes subséquents. En revanche, l'état général a tendance à décliner de plus en plus.

En outre, elle expose à des complications : hémorragies de la paroi dues à la piqûre de l'épigastrique, hémorragies gastro-intestinales ; complications pulmonaires provoquées par une décompression trop brusque.

Ces complications, à la vérité, peuvent être évitées ; mais les inconvénients véritables et plus sérieux, sont les conséquences des ponctions fréquemment répétées ; car chaque ponction constitue une véritable *saignée séreuse*. Les ponctions répétées provoquent donc ce que Gilbert et Garnier appellent *l'anémie séreuse*.

Il faut donc s'efforcer d'éviter la répétition des ponctions ; c'est pourquoi on a proposé les méthodes suivantes.

II. — DRAINAGE CONTINU DU LIQUIDE ASCITIQUE HORS DE L'ORGANISME

a) Laparotomie suivie de drainage abdominal : on évacue le liquide par une large ouverture, et on évite de fermer complètement la plaie abdominale. — Résultats désastreux.

b) *Laparotomie vaginale suivie de drainage* (Villar, de Bordeaux). A rejeter.

c) *Drainage diurne continu de la cavité péritonéale, avec rejet complet hors de l'organisme de la sérosité péritonéale* (Zadoc Kahn et Vinaver). Ces auteurs pensent le réaliser au moyen d'un drain en argent laissé en place dans l'abdomen. Pour éviter l'anémie séreuse, ils proposent de faire en même temps aux sujets des injections, rectales ou sous-cutanées, de sérum peptoné isotonique au sérum sanguin.

Il faut attendre, pour juger cette méthode, que les observations aient été publiées par le détail ; mais, d'ores et déjà, on peut lui adresser le même reproche qu'à la précédente (ponction simple) : débilitation de l'organisme par la perte du liquide péritonéal, c'est-à-dire des substances nutritives y contenues.

III. — Médication par le liquide ascitique

Sous ses deux modalités (injection dans le tissu cellulaire, ou drainage permanent), elle se propose d'éviter le reproche adressé aux précédentes méthodes. Elle comporte, en effet, la reprise par la circulation du liquide épanché, et de ses propriétés nutritives et bienfaisantes. A cet avantage sérieux et indéniable, on peut ajouter une stimulation probable de la diurèse.

Mais il semble qu'elle puisse présenter, en revanche, dans certains cas, de non moins sérieux inconvénients. C'est ainsi que le liquide ascitique peut être, et de fait se rencontre souvent, toxique, ou même infectant (bacilles de Koch). La toxicité est maxima quand les reins sont imperméables : le liquide ascitique, alors, sert d'exutoire à l'organisme.

Cette thérapeutique ne serait donc à utiliser que dans des cas très restreints et bien précis. Quoi qu'il en soit, elle comprend deux méthodes principales :

a) *Injections sous-cutanées.* — C'est, à proprement parler, la méthode de l'*autosérothérapie* ou *plasmothérapie*, qui, constituant le sujet de notre travail, sera étudiée plus en détail dans les chapitres suivants.

b) Drainage complet de l'ascite. — Peut être effectué par :

1° Méthode médicale : on retire tous les jours plusieurs centaines de grammes du liquide péritonéal, et on les injecte dans le tissu cellulaire sous-cutané de la cuisse.

2° Procédé de Lambotte (chirurgical). A rejeter.

3° Procédé de Ruotte, également du ressort du chirurgien, consiste à suturer directement, à une boutonnière du péritoine, la lumière d'un vaisseau dont l'autre extrémité reste en communication avec le système vasculaire ; la saphène interne est le vaisseau de choix.

Les inconvénients de ce procédé tiennent à la possibilité de propriétés toxiques ou infectantes du liquide ascitique.

En somme, contre l'ascite cirrhotique, l'idéal, qui ne paraît atteint par aucune des méthodes exposées jusqu'ici, serait d'empêcher la reproduction du liquide. C'est pour atteindre ce but qu'on a préconisé deux nouveaux ordres de moyens : 1° ceux qui se proposent de développer la circulation veineuse collatérale ; 2° ceux qui visent à modifier les lésions péritonéales.

IV. — MÉTHODES SE PROPOSANT DE DÉVELOPPER LA CIRCULATION VEINEUSE COLLATÉRALE

Elles sont basées sur cette conception pathogénique, généralement admise, que l'ascite des cirrhotiques est produite par une gêne de la circulation portale. On peut donc chercher à combattre celle-ci par les moyens suivants :

a) Anastomose directe entre la veine porte et la veine cave inférieure : procédé très radical, répondant à la *fistule d'Eck* pratiquée sur les animaux par Pawlou ; mais les essais tentés sur l'homme ont été des plus malheureux. Il supprime d'ailleurs totalement le rôle du foie, et expose ainsi à des intoxications et des infections très graves.

b) *Anastomose directe entre une veine mésentérique et la veine ovarienne droite* (Villard et Tavernier, de Lyon). N'a pas donné de résultats.

c) *Anastomoses capillaires* : ce sont celles que l'on cherche à développer en suturant le péritoine pariétal, soit au grand épiploon (*opération de Talma*), soit à la rate, au foie, ou à la vésicule biliaire.

Mais ces opérations, « incapables, dit Mongour (de Bordeaux) de guérir une dystrophie..., sont « capables de précipiter la déchéance du foie ».

En somme, pour Castaigne, il faut renoncer à toutes les opérations proposées pour augmenter la circulation veineuse collatérale, parce que si « toutes exposent la vie du malade, aucune n'est capable de guérir à coup sûr l'ascite ».

Leur insuccès tient à ce que l'hypertension portale n'est pas le seul facteur de l'ascite. Il y a, en effet, une cause surajoutée, qui est habituellement l'*inflammation péritonéale*, qu'il s'agisse de péritonite irritative due aux mêmes causes que la cirrhose, d'infections microbiennes atténuées, ou de lésions tuberculeuses.

V. — En conséquence, on a cherché à *modifier cette irritation péritonéale*, d'où un cinquième groupe de méthodes comprenant :

a) *La laparotomie simple* : a donné des succès dans la péritonite tuberculeuse, mais des résultats nuls ou déplorables dans les tentatives faites contre l'ascite cirrhotique.

b) *Les injections intra-péritonéales d'air ou d'azote*, n'ont donné aucun résultat à Castaigne, qui les a essayées dans six cas.

c) *Injections intra-péritonéales de substances chimiques* (eau iodée, solution d'adrénaline à 1 p. 1.000, solution de strophantine). Prudemment maniée, cette méthode serait sans inconvénient et donnerait des résultats appréciables dans certains cas.

d) *Injections d'eau bouillie chaude*, expérimentées par Castaigne dans vingt cas, avec deux guérisons probables et douze améliorations notables. Il semble à cet auteur qu'on arrive, par ce moyen, à augmenter la perméabilité de la séreuse, et conséquemment, la résorption de l'exsudat liquide.

II

L'AUTOSÉROTHÉRAPIE DE L'ASCITE. — HISTORIQUE

On sait que le principe de la méthode autosérothérapique en général remonte aux travaux de Debove et Rémond qui, en 1891, affirmèrent l'existence de tuberculine dans les épanchements péritonéaux d'origine bacillaire. Consécutivement à ces recherches, Gilbert, de Genève, eut le premier l'idée de l'appliquer au traitement des épanchements pleurétiques, en injectant aux porteurs, par la méthode sous-cutanée, leur exsudat retiré par ponction et aspiration (communication au *Congrès de Médecine de Rome*, 1894).

Mais, en ce qui concerne spécialement l'application de ce procédé au traitement des *ascites*, le promoteur en serait Bayo-Vilaume, qui, en 1903, conseille les *injections sous-cutanées de liquide ascitique*, lesquelles, d'après lui, provoqueraient une abondante diurèse, la disparition de l'épanchement et l'amélioration rapide des autres symptômes.

Puis, en septembre 1909, Marcou, de Saint-Pétersbourg, manifeste l'intention d'appliquer aux ascites le traitement par l'autosérothérapie qu'il a expérimenté, suivant les préceptes de Gilbert, sur de nombreux malades porteurs d'épanchements pleurétiques (*Presse Médicale*, 4 septembre 1900).

Mais la première observation est due à Jeunet, d'Amiens, qui la relate le 3 novembre 1909, devant la Société médicale d'Amiens, et recommande le procédé (*Gazette médicale de Picardie*, novembre 1909).

Presque en même temps, sans connaître en tous cas cette communication, Audibert et Monge, de Marseille, présentent à la Société de Biologie, le 16 novembre 1909, une observation concluante sur le même sujet, qu'il développe ensuite dans la *Presse médicale* du 2 février 1910.

Puis, c'est Limouzi, qui, le 20 février 1910, publie, dans les *Annales médico-chirurgicales du Centre*, un cas d'ascite cirrhotique traité par la méthode de Gilbert, avec succès.

Le 27 avril de la même année, Pron (d'Alger) communique à la Société de Thérapeutique un cas négatif d'autosérothérapie de l'ascite, publié ensuite dans le *Bulletin médical de l'Algérie* du 25 mai 1910.

Le 12 mai, dans un travail présenté à la Société Médicale des Hôpitaux de Paris, Audibert relate encore un cas d'*autosérothérapie ascitique spontanée*, observé par le docteur Ponthieu, de Marseille.

Quelques jours plus tard, le 22 mai 1910, MM. H. Roger, chef de clinique médicale, et Chauvin, préparateur de chimie, publient, dans le *Montpellier Médical*, un travail sur l'*autosérothérapie de l'ascite*, où ils relatent avec détails, en la faisant suivre d'une judicieuse étude critique, une expérience personnelle, suivie d'insuccès, dans un cas de cirrhose de Laënnec. Ce travail avait fait d'ailleurs précédemment, le 18 mars de la même année, l'objet d'une communication à la Société des Sciences médicales de Montpellier.

Le 10 juin 1910, R. Glatard, d'Oran, consacre, dans le *Bulletin médical de l'Algérie*, quelques lignes rapides à deux cas de cirrhose atrophique classique traités sans succès par l'autosérothérapie. Il ne produit d'ailleurs pas les observations, et se montre peu enthousiaste de la méthode.

Mais voici deux contributions importantes à l'étude de la question : c'est d'abord, le 22 juin, MM. le professeur Roque et Cordier, de Lyon, qui, dans la *Presse Médicale*, relatent les observations de six cas, ayant donné des résultats complètement négatifs, sauf un peut-être douteux.

Puis, Le Play, chef de clinique médicale à l'Hôtel-Dieu, publie, le 27 juillet, dans le *Bulletin médical*, un article sur l'*autosérothérapie des épanchements séreux* (étude critique), où il fait mention de 3 cas d'ascite par cirrhose de Laënnec, traités par lui suivant la nouvelle méthode, avec résultats négatifs.

En revanche, R. Cestan, dans le *Toulouse Médical* du 1er août, publie un cas de guérison dans un cas de tuberculose pleuro-péritonéale.

Le 15 août, paraît, dans les *Archives médico-chirurgicales de Province*, sous la signature de Morichau-Beauchant, une *Revue critique* sur *l'autosérothérapie* et *l'autodrainage dans le traitement des épanchements des cavités séreuses*. Il se borne à rappeler quatre observations déjà publiées, sans apporter de cas personnels, et conclut à l'utilité de poursuivre cet ordre de recherches.

Avec Godlewski, d'Orange, intervient de nouveau, en septembre 1910, une contribution intéressante, sous forme de deux observations, de cas *positifs*, l'un d'ascite asystolique, l'autre d'ascite hépato-rénale, publiées dans le *Bulletin et Mémoires de la Société de Médecine de Vaucluse*.

Les observations sont, dès lors, relativement assez nombreuses, l'intérêt soulevé par ces recherches successives assez grand, pour tenter et susciter des auteurs d'études d'ensemble ; c'est alors qu'apparaissent, à peu près simultanément, en novembre 1910 :

Une thèse de Carbou (Toulouse), sur l'*Autosérothérapie et son application au traitement de la péritonite tuberculeuse à forme exsudative*, relatant trois nouveaux cas, dont un personnel, de guérison d'ascite par injection sous-cutanée de liquide ascitique.

Une thèse de Mlle Zolotareff (Paris), d'ordre plus général, sur le *Traitement des épanchements séreux et l'autosérothérapie*, où l'auteur consacre un assez court chapitre à l'autosérothérapie ascitique, et apporte une observation nouvelle, personnelle, sur un cas de cirrhose hypertrophique, alcoolique, avec résultat négatif. Elle conclut, d'ailleurs, d'une façon qui nous paraît bien péremptoire, à l'inefficacité de la méthode lorsqu'on généralise son emploi au traitement des hydropisies séreuses de toute nature, à son danger en tous cas, même quand elle semblerait présenter quelque chance de succès.

Audibert clôt brillamment, jusqu'à nouvel ordre, ou sauf plus ample informé, la série des revues critiques approfondies de la méthode d'autosérothérapie dans l'ascite, dans son article, paru dans le *Journal Médical français* du 15 novembre, sur la *Plasmothérapie des épanchements séreux*, auquel nous nous proposons, dans les chapitres qui suivront, de faire de nombreux emprunts.

Enfin, tout dernièrement, en mars 1911, Andéol (de Tulette) et Godlewski, d'Orange, dans le *Bulletin et Mémoires de la Société de Médecine de Vaucluse*, relatent trois nouveaux cas personnels, dont deux *positifs* et un *douteux*, d'application du procédé à la médication de l'ascite, et concluent en adoptant les idées d'Audibert quant au mode d'action de la plasmothérapie.

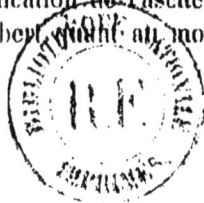

III

AUTOSÉROTHÉRAPIE DE L'ASCITE. — LA MÉTHODE

Définition. — Technique. — Résultats immédiats
Esquisse d'une conception pathogénique

Qu'est-ce donc, au juste, que l'autosérothérapie ? Laissons dès maintenant la parole à Audibert :

« Je propose, dit-il d'abord, d'appeler *plasmothérapie* ce » qu'on a nommé, à tort, jusqu'ici, *autosérothérapie*.

» La plasmothérapie est une méthode qui consiste à traiter » les porteurs d'épanchement séreux par le liquide même, » qu'on leur réinjecte dans le tissu cellulaire sous-cutané. » Appeler cette méthode *autosérothérapie* est doublement » illogique : d'abord, il ne s'agit nullement d'autosérothéra-» pie, car ce terme semble indiquer que la séreuse fait elle-» même, et spontanément, sa thérapeutique, alors que celle-ci » est provoquée ; ensuite, comme le fait remarquer quelque » part, fort judicieusement, J. Courmont, on n'utilise pas le » sérum, mais bien un composé de fibrine, de bacilles, de » cellules, de sels, d'eau, autrement dit le *plasma* tout entier. » C'est pourquoi il est préférable d'employer le terme de » plasmothérapie (Audibert, *La Plasmothérapie des épanche-» ments séreux*, in *Journal médical français*, nov. 1910). »

Au point de vue étymologique pur, nous ne serions pas de l'avis d'Audibert, autosérothérapie pouvant très logique-ment et très grammaticalement signifier : thérapeutique utili-sant le *propre sérum du sujet*, et rien autre chose ; mais sa seconde objection, nous le reconnaissons, paraît logiquement plus fondée. Il se pourrait toutefois qu'il en soit par la suite de ce terme médical comme de tant d'autres, où la logique n'est pour rien, la première habitude prise consacrant seule l'appellation.

Plasmothérapie ou autosérothérapie ascitique, puisque celle-ci seule doit nous occuper, la technique en est très simple et peu différente d'ailleurs de celle mise en usage quand il s'agit d'épanchements pleuraux. Le premier temps de l'intervention consiste, en somme, en une ponction ordinaire, pour laquelle on emploie seulement, au lieu d'un trocart, une aiguille assez longue, susceptible de s'adapter à une seringue de 3 à 10 cc. de Lüer ou toute autre, mais facilement stérilisable. Donc, asepsie de la région, c'est-à-dire, autant que possible, du lieu d'élection de la paracentèse abdominale ; asepsie, naturellement, de l'opérateur, de l'aiguille et de la seringue ; on ponctionne alors, et on emplit par aspiration la seringue de liquide ascitique. On retire alors l'aiguille, mais incomplètement, jusqu'à l'amener sous la peau de l'abdomen. Ici se place le second temps, qui caractérise l'intervention : l'aiguille est abaissée parallèlement à la paroi abdominale, replongée dans le tissu cellulaire sus-cutané, où le liquide de la seringue est alors poussé comme un liquide d'injection ordinaire. Occlusion aseptique de la petite plaie ; elle n'est d'ailleurs pas indispensable.

Deux difficultés peuvent surgir : « Le liquide est tantôt » trop abondant, et tantôt pas assez. Lorsque le ventre est » très distendu, on arrive difficilement à pincer la peau ; il » est quelquefois impossible de réinjecter le liquide à l'endroit » même de la piqûre. Il faut alors retirer l'aiguille et piquer » à la partie externe de la cuisse. Il est préférable d'agir de » cette façon, et il ne faut pas, comme je l'ai entendu, conseil- » ler et vu faire autour de moi, ponctionner auparavant l'ab- » domen. Cette manœuvre seule peut fausser les résultats.

» Lorsque, au contraire, le ventre est peu distendu, la paroi » est flasque et ne résiste pas ; la piqûre est alors malaisée. » Dans ce cas, j'ordonne à un aide, placé en face, de dépri- » mer fortement la paroi des deux mains, posées à plat sur » l'abdomen » (Audibert, *loco citcto*).

La plupart des auteurs, dont Audibert, font l'anesthésie préalable au chlorure d'éthyle.

La quantité de liquide à injecter chaque fois varie, suivant les auteurs, de 2 à 10 cc. On peut, comme Audibert, suivre une progression ascendante : il commence par 3 cc. pour passer à 5 cc. à une seconde injection, puis à 10 cc.

Quant au nombre d'injections successives, il est difficile de poser une règle ferme. Une seule est parfois suffisante ; le plus souvent il est nécessaire d'en faire plusieurs, trois en général ; on est allé jusqu'à 5 ou 6, et même 10, comme dans un cas de Le Clech, cité par Audibert. On peut, semble-t-il, poser en principe que les injections doivent être continuées tous les deux jours environ, jusqu'à ce qu'on ait obtenu un résultat manifeste, ou qu'on se soit, au contraire, convaincu de leur inutilité : c'est là, en somme, le seul critérium de l'indication à poursuivre l'application de la méthode. Audibert est conduit à des conclusions plus radicales, et pose en principe, que la plasmothérapie, dans les cas positifs, doit donner un résultat dès la première piqûre ; d'où, ajoute-t-il, le précepte de s'abstenir lorsqu'une ou deux piqûres n'auront produit aucun effet.

Quels sont les effets immédiats de ces injections ?

On n'observe pas, le plus ordinairement, de réaction locale. Seul, Pron a observé, chez son malade, 3 à 4 jours après l'injection, un œdème dur de tout le côté correspondant.

Pas davantage de réaction thermique appréciable, ou du moins les auteurs d'observations n'en parlent pas, sauf pourtant Carbou, qui note une élévation de température de 1 degré après une première injection. Il est vrai de dire que, tandis que son observation se rapporte à un cas de péritonite tuberculeuse, dans la presque totalité des autres il s'agit d'ascites cirrhotiques alcooliques ou asystoliques.

On peut donc dire de cette intervention qu'en tant qu'acte opératoire, elle ne donne lieu à aucun accident ou incident ; cela, quels qu'en doivent être les résultats, positifs ou négatifs.

On verra, par les observations, que les résultats notés

jusqu'à ce jour ont été, pour près de moitié, négatifs, ou relativement, ou de façon absolue. Mais, lorsqu'un effet positif doit se manifester, quelle que puisse être, d'ailleurs, l'évolution ultérieure de l'ascite et de l'affection concomitante, toujours un phénomène s'impose d'abord à la constatation de l'observateur : c'est l'établissement d'une *diurèse* plus ou moins abondante, plus ou moins intense, mais manifeste, mais constante. C'est là le symptôme, si l'on peut dire, qui domine tous les autres. Et cette polyurie est bien « sous la dépen-
» dance de la piqûre, puisqu'elle se produit sitôt après elle
» et qu'elle n'avait aucune tendance à se manifester aupara-
» vant » (Audibert, *loc. cit.*).

Tels sont les résultats immédiats de l'autosérothérapie ascitique, lorsqu'il s'en produit. Il nous resterait, pour être complet dans cet exposé de la méthode, à indiquer quelle peut être la conception pathogénique capable de conduire, *a priori*, à l'adoption raisonnée de ce moyen thérapeutique. Mais c'est là, véritablement, un point qu'il nous paraît malaisé d'établir. C'est qu'en effet, semble-t-il, des auteurs qui ont expérimenté l'autosérothérapie ascitique, les uns n'ont eu pour point de départ qu'un simple raisonnement par analogie, se référant aux expériences déjà entreprises, avec d'assez nombreux succès, dans le domaine des épanchements pleuraux ; les autres n'ont fait que suivre une voie tracée, que pénétrer à leur tour, sans se préoccuper des raisons qui y avaient poussé leurs prédécesseurs, dans une région déjà explorée.

D'autre part, surtout soucieux de n'apporter ici que des indications sur lesquelles tous les auteurs soient à peu près d'accord, de les condenser en une sorte de système acceptable pour tous, nous tenons, par surcroît, à échapper au reproche d'anticiper, de présumer, avant d'avoir exposé les observations, de conceptions auxquelles la plûpart des auteurs ne sont arrivés qu'*a posteriori*, sous forme de conclusions, lorsqu'ils en ont émis.

Toutefois, nous avons déjà, dans le chapitre consacré aux divers traitements des Ascites, énoncé en quelques mots ce

principe directeur, auquel quelques auteurs, pourtant, au-
raient demandé l'indication d'agir. C'est le cas, tout au moins,
pour Audibert et Monges. Nous avons fait au premier assez
d'emprunts, pour être autorisé, sinon tenu, à lui restituer,
pour clore ce chapitre, ce qui constitue sa plus grande part
de mérite autant que d'originalité.

Ce principe directeur, donc, pour Audibert et Monges, c'est
la réintroduction, dans le sang et dans l'intimité des tissus,
des principes vitaux que lui a soustraits l'épanchement intra-
séreux. Après avoir montré, en effet, d'après Hope Seyler, la
richesse considérable du liquide ascitique en principes essen-
tiels qui entrent dans la composition, non seulement du sérum, mais encore des tissus organiques, ils ajoutent : «... C'est
dire quelle déperdition alimentaire se produit, en prenant le
mot aliment au sens strict de producteur d'énergie vitale.

» Ces principes divers, qui devaient entrer dans le sang.
ne sont-ils pas aptes, lorsqu'on les y fait pénétrer même en
petite quantité, à engendrer des réactions bienfaisantes dans
l'intimité des tissus ? Telle a été la pensée directrice de nos
recherches » (Audibert et Monges, *Presse médicale*, 2 février
1910).

IV

OBSERVATIONS

———

Nous réunissons dans ce chapitre 25 observations de cas d'ascites, de causes les plus diverses, traitées par la méthode autosérothérapique. Nous les présentons simplement, du moins les vingt-trois premières, dans l'ordre chronologique de leur publication, sans nous préoccuper pour l'instant d'établir une distinction entre les cas à résultat positif et ceux à résultat négatif, non plus qu'une classification suivant l'origine de l'ascite : dénombrement qui nous paraît devoir venir mieux à sa place ultérieurement, au début de notre étude critique.

Nous reproduisons quelques-unes de ces observations *in extenso* ; ce sont celles qui ont marqué, pour ainsi dire, le début de l'ère de l'autosérothérapie ascitique, ou qui ont été accompagnées, par leurs auteurs, des commentaires les plus complets. Les autres sont résumées plus ou moins, soit que nous n'ayons pu retrouver la publication originale, soit que leur reproduction intégrale nous ait paru aussi inutile que fastidieuse ; pour celles-ci, d'ailleurs, les indications bibliographiques, minutieusement relevées, dont nous les accompagnons, permettraient toujours de les retrouver facilement.

Enfin, nous avons rapporté les deux dernières, 24 et 25, bien qu'à proprement parler elles ne relèvent pas de l'autosérothérapie en tant que procédé médical, mais plutôt du *drainage permanent*, spontané dans le premier cas, provoqué par procédé chirurgical dans le second. Mais ces cas ressortissant, tout au moins, de la *médication par le liquide ascitique*, c'est-à-dire du même principe thérapeutique que les autres, il nous a paru intéressant de les en rapprocher.

OBSERVATION PREMIÈRE

(JEUNET, d'Amiens, *Gazette médicale de Picardie*, 3 nov. 1909)
Ascite d'origine asystolique. Guérison

Mlle T..., 22 ans, est adressée au docteur Pauchet par le docteur Boulfroy (de Flixecourt), pour ascite tellement récidivante et volumineuse que la crainte d'une anomalie grave s'impose. Le médecin a dû ponctionner une fois en juin, deux fois en septembre, et fin septembre une nouvelle ponction est imminente.

L'aspect batracoïde du ventre inspire toutes les hypothèses : uronéphrose, ascite pour tumeur abdominale, suppositions rendues vraisemblables par l'éléphantiasis énorme de la jambe droite, la gauche étant relativement peu enflée.

L'interrogatoire ne révèle rien dans l'hérédité directe ou collatérale. Dans les antécédents personnels : affection nerveuse à 7 ans, mauvaise puberté, puis accidents cardiaques à 10 ans (la malade consulte le docteur Huchard). Depuis dix-huit mois, après une grippe, grosse aggravation : hyposystolie de plus en plus marquée, et ascite envahissante.

A l'arrivée, Mlle T... est cyanosée des lèvres, des extrémités, en état d'orthopnée. Son ventre est luisant, distendu ; la cicatrice ombilicale déplissée ; il est sillonné de veines supplémentaires et de larges vergetures. Signalons encore l'œdème éléphantiasique du membre inférieur droit à côté de l'œdème discret de la jambe gauche.

La pointe du cœur est fixe, un peu déjetée à gauche : la région précordiale ondule et roule d'une façon saisissante ; la matité du ventricule droit est très augmentée. A l'auscultation : souffle systolique à la pointe, propagée dans l'aisselle et dans le dos.

Pouls petit, inégal, intermittent, rapide. Il donne la sensation de disparaître pendant l'inspiration (pouls paradoxal de Kussmaul).

Râles dans les bases des deux poumons ; sommet droit un peu soufflant.

Les urines sont rares, rouges ; en vingt-quatre heures, nous dit-on, et depuis des mois, elles n'excèdent pas 200 à 300 gr. en volume (sauf immédiatement après les ponctions).

A l'analyse : pas d'albumine, peu de chlorures.

On ne peut apprécier le volume du foie et de la rate. Selles normales.

Le diagnostic auquel il faut s'arrêter est vraisemblablement : *asystolie par symphyse cardiaque et insuffisance mitrale, d'origine bacillaire (sommet droit suspect) ou rhumatismale* (chorée (?) à 7 ans), *peut-être mixte.*

Pour compléter l'examen, par ponctions médianes, nous retirons 20 cc. du liquide ascitique. Son aspect franchement ordinaire nous incite — suivant un programme mûri d'avance — à en réinjecter la moitié dans le tissu hypodermique de la paroi. Le reste, examiné au laboratoire de la Clinique, montre, après centrifugation et coloration, de nombreux lymphocytes et quelques placards endothéliaux.

Trente minutes après l'injection, la malade urine, et en vingt-quatre heures elle remplit plus de deux bocaux de 2 litres : soit plus de 4 litres et demi. Concurremment, on donne digitaline, théobromine, régime lacto-hydrique. Après une tentative de régime déchloruré, au bout de huit jours, la diurèse faiblit : nouvelle injection, qui est encore répétée, par mesure de sécurité, huit jours après.

A son départ, la malade est transformée quant aux troubles mécaniques (bien évidemment sa lésion cardiaque est dans le même état) ; le ventre est vide et flasque (les muscles restant immuablement asystoliques) ; son foie déborde peu ; les jambes sont totalement désenflées, et, fait curieux, la jambe droite a désenflé instantanément, pour ainsi dire, phénomène que les ponctions évacuatrices n'avaient pu amener.

Un mois après, Mlle T... fait écrire « qu'elle reprend des

"forces, se promène, que son ventre ni sa jambe n'enflent plus, que l'urine est à 1 litre et demi ».

Observation II

(Audibert et Mongre, in *Presse Médicale* du 2 février 1910)
Ascite par cirrhose de Laënnec. Guérison

Une femme, âgée de 41 ans, se présente, en janvier 1909, à l'Hôtel-Dieu de Marseille, avec le syndrome complet de la *cirrhose de Laënnec* : ventre énorme, douloureux dans la région hépatique, circulation collatérale à prédominance sus-ombilicale, ascite très mobile, pas de troubles digestifs, pas d'œdème des membres inférieurs, léger souffle systolique mitral, teint jaune anémique, adynamie. Ces phénomènes ont débuté deux mois après une variole qu'elle eut en décembre 1906, et qui dura trois semaines, sans complications. C'est, du reste, la seule tare physiologique que nous trouvons dans son passé. Pas la moindre trace d'éthylisme. Antécédents héréditaires nuls.

Donc, le 10 février 1907, brusquement, en bonne santé apparente, hématémèse et méléna, qui ne s'accompagnèrent d'aucun trouble digestif et ne laissèrent aucune suite ; trois mois après, en mai 1907, ictère avec décoloration des fèces, qui dura un mois.

En décembre 1907, deuxième hématémèse très abondante. La malade se plaignait alors de suffocations. Elle conserva, par la suite, de la pâleur du teint, mais pas de troubles généraux de la santé.

En juillet, poussée hémorroïdaire. Pendant plus d'un an, rien.

En novembre 1908, nouvelles hématémèses. En décembre, pour la première fois, le ventre grossit.

En janvier 1909, le volume de l'abdomen était tel, qu'elle fut obligée d'entrer à l'hôpital.

Dix jours après, ponction abdominale copieuse : liquide

citrin qui se reforme rapidement, et nécessite une deuxième ponction dix jours après. Les ponctions se répètent ensuite régulièrement tous les quinze jours jusqu'à fin août, époque à laquelle nous commençons nos recherches.

Disons qu'en dépit de tout traitement, les urines variaient entre 500 et 700 cc. par vingt-quatre heures ; elles ne contenaient ni sucre, ni albumine.

Ajoutons encore que la malade a toujours eu une diarrhée abondante, qui n'a jamais cessé.

Le 31 août, nous mettons la malade au régime lacté. Malgré cela, les urines sont rares et varient entre 400 et 800 gr.

Le 3 septembre, dernière ponction et injection à un cobaye de 10 cc. de liquide ascitique ; deux mois après, ce cobaye était bien portant. D'ailleurs, l'ophtalmo-réaction fut négative.

Le 5 septembre, la malade, qui mangeait un peu en cachette, est mise au régime lacté absolu.

Le 8 septembre, nous commençons les injections sous-cutanées abdominales de liquide ascitique.

. . . .

(Ici quelques lignes sur la technique employée, que nous supprimons, puisque nous l'avons exposée ailleurs, d'après Audibert lui-même.)

Résultats. — Pendant un intervalle de 76 jours (du 1ᵉʳ septembre au 15 novembre 1909), nous avons fait 12 injections de liquide ascitique, soit une injection tous les six jours environ. Nous avons commencé par 3 cc., puis progressivement nous avons continué par 5 cc., par 7 cc., jusqu'à un maximum de 10 cc. que nous n'avons pas dépassé.

Lorsque nous avons fait la première injection, le 8 septembre, les urines étaient à 600 cc.; le lendemain, sans aucun autre traitement, elles atteignent 800 cc.; le surlendemain, elles sont à 1.400 ; trois jours après à 1.700 cc.

La deuxième injection fut faite ce jour-là, c'est-à-dire le 11 ; le lendemain les urines étaient à 2.000 cc. et le surlendemain à 2.100 cc.

Il était extraordinaire que ce taux se maintînt : les urines redescendirent, en effet, à 1.200 cc.

Troisième injection : les urines remontent, en six jours, jusqu'à 1.700 cc.

Quatrième injection : mêmes phénomènes, et ainsi de suite pour toutes les autres injections.

Nous avons noté un fait un peu particulier : la polyurie ne s'est jamais manifestée au maximum le jour même de l'injection, sauf pour la première et la deuxième. C'est ainsi qu'après la troisième injection, faite le 17 septembre, alors que les urines étaient à 1.500 cc., on constata, le lendemain et le surlendemain, que les urines étaient à 1.200 cc. C'est seulement dans les trois jours suivants qu'elles atteignirent 1.700 cc. De même, la quatrième injection fut faite le 24 avec 1.300 cc. d'urines, qui descendirent à 1.100 cc. le lendemain, et remontèrent dans les trois jours à 1.700 cc. Pour la cinquième, faite le 30, les urines, à 1.450 cc., descendirent le lendemain à 1.200 cc. et remontèrent dans les cinq jours à 1.800 cc. Ainsi de suite, les mêmes phénomènes biologiques se reproduisirent. Il semble donc qu'après une injection de 5 cc. de liquide ascitique, le rein ne répond pas tout de suite à l'incitation. Son activité n'apparaît que vingt-quatre heures après..............

Quoi qu'il en soit, un grand fait n'en persiste pas moins, savoir, une *polyurie constante*. Une malade n'évacuant jusque-là que 500 à 800 cc. d'urine par jour éliminera, sous l'influence de notre traitement, une moyenne de 1.200 à 1.800 cc. La polyurie énorme des premiers jours ne s'est pas maintenue, cela s'explique aisément : il s'est fait d'abord une décharge, puis s'est établie une balance à peu près invariable. Mais jamais les urines ne sont redescendues au faible taux où elles se tenaient depuis des mois. On peut dire, schématiquement, que la sérothérapie ascitique a fait passer les urines d'un demi-litre à un litre et demi. Tel est le fait capital qui nous a d'abord frappés.

Parallèlement à cette polyurie, l'*état général s'est considérablement amélioré*. La dernière ponction abdominale, de 15 litres environ, fut faite le 3 septembre ; au 15 novembre, il n'avait plus été opéré de paracentèse : ce résultat est d'autant plus remarquable qu'avant la série des injections on avait été obligé de ponctionner l'abdomen tous les quinze jours, depuis six mois.

A mesure que la polyurie s'installait, nous relevions successivement, comme périmètre abdominal, 94, 93, 91, 89, 88 centimètres jusqu'au 18 octobre.

A ce moment, nous avons alimenté la malade au moyen de pâtes et de purées déchlorurées. Il était intéressant, en effet, de ne pas laisser trop longtemps notre malade au régime lacté absolu et de voir si l'amélioration se maintiendrait malgré la nourriture. Or, nous eûmes le regret de constater un développement du ventre presque instantané. Les mensurations indiquèrent successivement 88, 92, 93, 94 et 96 centimètres. En présence de ce résultat, nous décidâmes d'augmenter la quantité de liquide sérothérapique. Le 20 octobre, nous injections 7 cc.; le 24 et le 29, 10 cc. Nous eûmes alors la satisfaction de voir les urines, qui étaient descendues jusqu'à 1.100 cc., remonter à un taux de 1.500 et 1.800 cc. Nous avons continué les injections, et l'abdomen n'a plus augmenté de volume ; vers le 15 novembre, il avait même tendance à diminuer. Les mensurations, en effet, redescendaient d'une façon sensible.

....

Ainsi donc l'alimentation produisit un arrêt dans l'amélioration générale. Nous ne l'avons pas cessée pour cela. Nous avons simplement forcé la dose des injections, et la maladie a repris une marche décroissante, puisqu'à l'heure actuelle (fin décembre), le ventre mesure 87 centimètres, et qu'il n'a plus été pratiqué de ponctions.

La courbe des chlorures s'est maintenue entre 1 gr. et 1 gr. 90 environ pendant la période de régime lacté absolu. Depuis l'alimentation, elle varie entre 2 et 3 gr., preuve évidente que, malgré la déchloruration, la malade absorbe encore pas mal de chlorures.

La sérothérapie ne semble donc pas influencer notablement

la chlorurie. Rien d'étonnant à cela : celle-ci est, avant tout,
fonction de l'insuffisance rénale. Or, notre malade n'en a
jamais présenté.

La courbe de l'urée a varié entre 7 et 10 gr. Cela se conçoit,
puisque la malade était privée d'alimentation azotée. Il n'y a
donc rien de particulier à signaler à ce point de vue. Enfin,
nous aurons terminé quand nous aurons dit que la courbe
fébrile n'a subi aucune influence. Comme on l'a vu dans notre
observation clinique, nous avons eu affaire à une *hépatite
chronique atrophique post-variolique*. L'évolution a été cons-
tamment sub-fébrile, et, très régulièrement, nous avons noté
des températures oscillant entre 37° et 37°7 en moyenne. Ces
températures n'ont ni baissé, ni augmenté, soit au moment
des injections, soit dans les jours qui les ont suivies.

OBSERVATION III

(LIMOUZI, *Annales médico-chirurgicales du Centre* du 20 février 1910;
rapportée et résumée par MORICHAU-BEAUCHANT, in *Archives
médico-chirurgicales de Province*, 15 août 1910)
Ascite par cirrhose alcoolique. Guérison

A trait à un malade atteint de cirrhose alcoolique avec foie
petit, avec ascite considérable. Une ponction fut pratiquée ;
le liquide se reproduit rapidement. L'auteur injecta alors
2 cc. de liquide ascitique dans le tissu cellulaire sous-cutané.
L'épanchement diminue progressivement, le malade urine
plus abondamment. Deux mois après, nouvelle récidive de
l'ascite, qui, traitée par une nouvelle injection, entre de nouveau rapidement en régression.

OBSERVATION IV

(ROGER et CHAUVIN; communiquée à la Société des sciences médicales de
Montpellier le 18 mars 1910; publiée dans le *Montpellier Médical* du
22 mai 1910)
Insuccès dans un cas de cirrhose de Laënnec

R... Eugène, âgé de 56 ans, entre le 13 janvier 1910 à
l'Hôpital suburbain, salle Fouquet, n° 5, dans le service de...

notre Maître, M. le professeur Rauzier, pour une ascite dont le début remonte à une dizaine d'années.

C'est vers la fin de l'année 1899 qu'elle a commencé, précédée de quelques mois par deux hématémèses de sang rouge et par un peu de diarrhée. Depuis cette époque jusqu'en 1903, les ponctions sont assez nombreuses : d'abord très espacées (intervalle de dix mois entre les deux premières), elles vont ensuite se rapprochant, puis s'éloignant à nouveau, si bien que de 1903 à 1905, aucune ponction n'est effectuée. Le malade paraît guéri ; il reprend pendant cette période son métier de commis-voyageur. Fin 1905, l'ascite se reforme. Dès lors, les ponctions se font de plus en plus pressantes, environ tous les quinze à vingt jours. Elles nécessitent chaque fois l'évacuation de 15 litres de liquide. Le malade a subi déjà un total de 72 ponctions et nous calculons qu'on lui a déjà évacué plus de 10 hectolitres de liquide.

Son médecin traitant, praticien des plus distingués, a mis en œuvre à peu près toutes les méthodes thérapeutiques : régime lacto-végétarien, régime lacté, purgatifs, diurétiques, théobromine, urée, etc...

Devant l'insuccès complet de toutes ces méthodes, il conseille à son malade de venir faire un séjour à Montpellier dans le service de notre Maître, M. le professeur Rauzier.

A l'*examen*, on est frappé par le volume énorme de ce ventre fortement étalé et ptosique, nettement fluctuant, avec une circulation collatérale très développée : fait particulier, les veines, bleuâtres, très dilatées, se sont creusé un véritable lit dans la paroi, qu'elles ont déprimée. En dehors de cette ascite, très abondante quoiqu'elle ait été ponctionnée depuis à peine huit jours, on constate une hernie crurale gauche.

Le malade, qui est actuellement au régime des viandes blanches, a assez bon appétit ; il digère bien, va régulièrement du corps. Il n'a jamais présenté d'ictère. Son foie, exploré après évacuation de l'ascite, est nettement atrophique ; la rate est augmentée de volume, mais ne déborde pas les fausses côtes. Le patient a quelques palpitations, est assez essoufflé quand il fait effort. Il ne tousse ni ne crache, ne présente pas d'autres signes thoraciques que des frottements à la base droite. Il n'a présenté d'autres hémorragies que les hématémèses du début et que quelques taches purpuriques sur ses membres inférieurs, quelques-unes à la base du thorax. Les urines sont rares; mais ne contiennent pas d'albumine. Le malade est de constitution grêle sans qu'il y ait d'amaigrissement récent. La température, prise au rectum pendant quelques jours, n'a jamais dépassé la normale.

L'aspect du ventre de ce malade, les faibles dimensions de son foie, les commémoratifs d'éthylisme antérieur assez marqué, font porter sans grande discussion le diagnostic de *cirrhose de Laënnec*. Seule, sa durée de plus de dix ans pourrait étonner si nous ne connaissions la longue évolution des cirrhoses alcooliques et atrophiques, lorsqu'elles débutent par une phase d'hypertrophie. Tel paraît avoir été le cas de notre malade : d'après ce qu'il nous signale lui-même, son médecin avait constaté, pendant la première période de 1899 à 1903, une augmentation de volume du foie. Le diagnostic de péritonite tuberculeuse est rapidement écarté. Deux fois l'inoculation du liquide ascitique a été faite par son médecin au cobaye, sans qu'il y ait eu tuberculisation de cet animal ; une nouvelle inoculation faite dans le service aboutit au même résultat négatif.

Devant la rapidité avec laquelle se reproduit l'ascite, malgré tous les traitements institués, une opération de Talma est proposée au malade, qui la refuse. C'est alors que nous essayons l'*autosérothérapie*.

Avant d'instituer ce traitement, le malade est mis quelque temps en observation : on observe pendant ces quelques jours le temps que met l'ascite à se reproduire ; on dresse la courbe du poids et celle des urines : tous ces documents sont destinés à servir de termes de comparaison pour établir ultérieurement l'action du nouveau traitement institué. Nous voyons l'ascite se reproduire en telle quantité qu'elle nécessite la ponction au bout de quatorze jours. 20 janvier : ponction de 14 litres ;

3 février : ponction de 16 litres. La quantité des urines ne dépasse guère demi-litre ; elle va en décroissant à mesure qu'on s'éloigne du jour de la ponction : 700 cc. le surlende-

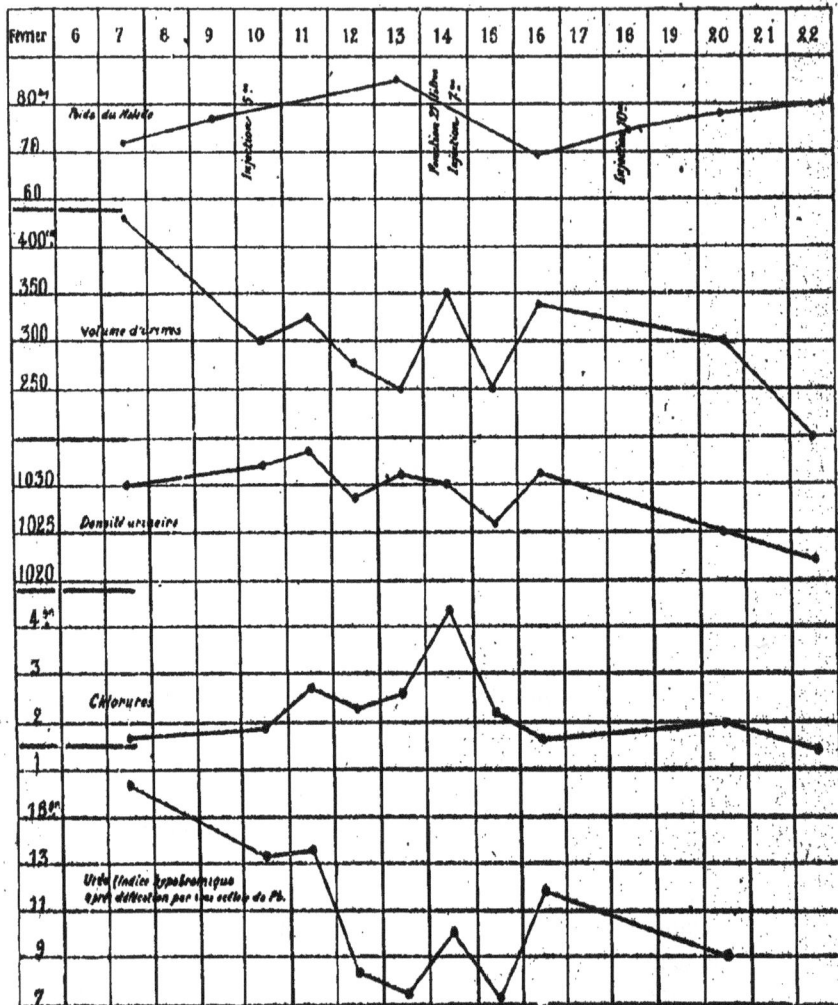

Février	6	7	8	9	10	11	12	13	14	15	16	17	18	19	20	21	22

main de la ponction, 470 six jours après. L'urée, les chlorures sont diminués : 16 gr. d'urée et 8 gr. 5 de chlorures par vingt-quatre heures. Le poids du corps augmente d'environ 2 kilogs par jour.

3

Le malade, pendant toute cette période et pendant toute la durée du traitement, est soumis au même régime, œufs et légumes, parfois quelques viandes blanches ; il ne fut administré de médication d'aucune sorte, sauf à la fin du séjour (théobromine).

La *première injection* est faite à la dose de 5 cc. le 10 février. Cette injection n'est pas douloureuse, ne provoque pas de réaction locale ni de réaction fébrile générale, à part une augmentation non persistante du nombre des selles (deux dans le jour de la ponction). Le volume des urines et la quantité d'urée restent à peu près stationnaires, ou plutôt, après un certain temps d'arrêt, ils continuent leur descente progressive (300 à 250 cc. d'urine, 13 à 7 gr. d'urée) ; les chlorures tendent légèrement à augmenter (2 à 3 gr.). Le poids du corps ne cesse pas son accroissement : 3 kilogs en 4 jours. L'ascite devient si rapidement gênante que nous sommes obligés de l'évacuer le 14, onze jours après la dernière ponction et quatre jours après l'injection du liquide ascitique. Nous retirons 21 litres de liquide.

En même temps que cette ponction évacuatrice, nous faisons une *seconde injection* de liquide ascitique : 7 cc. Pas de modification bien appréciable : le jour de la ponction et de l'injection, il y a même une diminution des urines, de l'urée et des chlorures, contrastant avec une augmentation légère la veille de l'injection. Cette diminution est due peut-être à une légère diarrhée (2 à 3 selles).

Troisième injection : 10 cc. le 18. Ici encore pas de modification notable : l'ascension du poids et l'accroissement de l'ascite se poursuivent. Léger érythème de la paroi abdominale au niveau de la ponction.

Le malade, qui n'a ressenti aucun bienfait de cette méthode, ne veut plus la continuer. On lui administre de la théobromine (4 cachets de 0,50) qui n'a guère d'action sur sa diurèse, mais provoque une diarrhée abondante (5 à 6 selles par jour). L'ascite et le poids augmentent, mais moins rapidement que pendant la période précédente : 3 kilogs en quatre jours (du 20 au 24). Le malade sort le 26 février.

Observation V

(Pron, d'Alger ; communiquée à la Société de Thérapeutique le 27 avril 1910 ;
publiée in *Bulletin médical de l'Algérie*, 25 mai 1910)
Ascite cirrhotique. Insuccès

Il s'agit d'un homme de 65 ans, ancien cuisinier, qui vint
me consulter au début de janvier. Depuis un an, il se plaignait de faiblesse générale ; son abdomen avait peu à peu
augmenté de volume, et il avait dû subir en août 1909 une
ponction qui avait fourni 7 litres de liquide. Actuellement,
l'abdomen a repris le même volume qu'avant la ponction :
108 centimètres de tour de ceinture. Le malade, qui a un
facies très coloré, sans aucune teinte subictérique, manque
d'appétit ; il ne prend que du lait et 40 gr. de foie de porc
cru par jour ; il a une légère diarrhée et urine d'une façon
moyenne. Dans le décubitus dorsal, l'abdomen, un peu tendu,
donne la sensation classique de flot, à la moindre chique-
naude ; la dilatation des veines sous-cutanées est peu prononcée ; le foie semble remonté et petit, la rate hypertrophiée ;
le cœur est sourd ; quelques râles congestifs à la base gauche ;
l'urine contient de l'urobiline et des pigments biliaires nor-
maux en petite quantité.

..... Le 14 janvier, le malade accuse une grande gêne dans
la station debout et pendant la marche ; il se plaint de tympa-
nisme et de gaz abondants ; le ventre continue à grossir :
1 litre 3/4 d'urine en vingt-quatre heures ; selles régulières ;
sommeil excellent et pas de gêne respiratoire ou circulatoire
dans le décubitus.

Le 21, la gêne causée par l'accroissement de volume du
ventre augmente ; le malade est obligé de se faire une ceinture avec une serviette pour soulager son malaise. L'urine
reste à la même quantité ; le cœur et les poumons sont dans
le même état qu'au début, c'est-à-dire fonctionnent assez bien.

Devant la gêne mécanique éprouvée par le malade, je propose une nouvelle ponction, qui est pratiquée le 31, et qui

donne issue à 11 litres de liquide. Immédiatement après, à l'aide d'une seringue de 5 cc., je prélève, par une nouvelle petite ponction faite plus bas, 3 cc. de liquide ascitique et retirant légèrement l'aiguille j'injecte *in situ* sous la peau ces 3 cc. Tout s'est bien passé. Je revis le malade le lendemain, 1er février, il n'a éprouvé aucun malaise ni général, ni local, et se sent très soulagé.

Le 4, on me fait appeler, et le patient, peu satisfait, me raconte que depuis le 2 il est très ennuyé d'une lourdeur douloureuse qu'il éprouve dans tout le côté gauche du tronc ; il ajoute qu'il lui est presque impossible de se mouvoir, même dans son lit, tant il se sent gêné et comprimé. J'examine ce côté gauche et constate un œdème très dur allant *de l'aisselle au scrotum* et formant une vraie cuirasse, indolore à la palpation et sans la moindre trace de rougeur, pouvant faire craindre une lymphangite. Cet œdème dure cinq jours et se résout complètement, après des lavages avec une solution de chlorure d'ammonium, prescrite pour la forme.

Indépendamment de cet accident local, il était intéressant de voir l'influence que l'injection de liquide ascitique allait exercer sur la marche de la maladie.

Le 1er mars, le poids du malade, qui était de 86 kilos, après la ponction, passe à 94 ; le tour de ceinture est de 112. En position horizontale, l'abdomen, au lieu d'avoir la forme du ventre aplati de batracien, apparaît projeté en avant sur la ligne médiane, comme un ovoïde ; il est très tendu. La dilatation veineuse est toujours peu accusée ; l'état du cœur et des poumons est satisfaisant ; le sommeil est bon ; deux litres d'urine en vingt-quatre heures. Le sujet s'est remis de lui-même au régime lacté et au lait caillé depuis un mois, tout en continuant le foie de porc et en prenant 0 gr. 80 d'iodure par jour. Il veut essayer l'arenaria comme diurétique ; j'y consens et j'ajoute 0 gr. 08 de spartéine.

Le 7 mars, le poids est de 98 kilos, le tour de ceinture 116 ; la quantité d'urine = 1 litre 3/4. Le ventre continue à se tendre et je laisse entrevoir une nouvelle ponction prochaine.

Le 9, le malade me fait appeler et demande que la ponction soit faite immédiatement, à cause de la mauvaise nuit qu'il vient de passer : gêne respiratoire et impossibilité de trouver une bonne position. La ponction fournit 13 litres de liquide, soit deux litres de plus que la dernière ; l'intervalle entre les deux ponctions a été seulement de 37 jours.

Le 19 mars, le malade se plaint à nouveau que son ventre, après quelques jours de souplesse, redevient dur et le gêne ; dans la position horizontale, la matité remonte à l'ombilic ; la sensation de flot est nette.

Ne devant plus revoir le patient, je dois borner là le récit de son histoire pathologique.

L'autosérothérapie semble avoir été complètement négative chez lui, et avoir amené un accident local passager.

J'ai appris, depuis, que le malade avait dû subir, au début d'avril, une nouvelle ponction ayant fourni 17 litres de liquide.

Observation VI

(G. Roque et V. Cordier, de Lyon) in *Presse Médicale*, 22 mai 1910)
Observation I (très résumée). — Cancer de l'estomac. — Ascite cancéreuse. Autopsie

H. S..., 56 ans, manœuvre, salle Saint-Bruno, n° 3, du 30 mai au 10 juillet 1909. Rien dans les antécédents. Troubles digestifs datant de 4 mois ; anorexie, rares vomissements ; hématémèse ; réaction de Weber constante ; grosse masse médiane sus-ombilicale ; ganglions multiples ; cachexie ; ascite à limite supérieure très nette, remontant jusqu'à l'ombilic exactement, en position assise.

Sur la demande instante du malade, on ponctionne l'ascite (4 litres 500) le 4 juin 1909. Grandes cellules cancéreuses.

L'ascite se reproduit très vite, et le 16 juin nouvelle ponction de 4 litres 800. Cette fois on réinjecte, après acquiescement du malade, 7 cc. de liquide dans le tissu cellulaire sous-cutané.

L'ascite se reproduit avec la même rapidité.

Nouvelle ponction le 27 juin, sur les instances du malade, avec injection de 10 cc. de liquide sous la peau (5 litres). Nouvelle ponction le 7 juillet, avec les mêmes pratiques (4 litres 700). Mort le 16 juillet, *l'ascite s'étant renouvelée encore plus rapidement*. Pas de ponction en présence du coma. Autopsie : cancer de l'estomac et généralisation péritonéale.

OBSERVATION VII

(Roque et Cordier, *ibid.*)
OBSERVATION II. Insuffisance et rétrécissement mitral. — Asystolie. Œdèmes. — Ascite. — Autopsie.

Malade depuis longtemps dans le service, avec plusieurs séjours, en raison de sa cardiopathie. En raison des œdèmes considérables, on fait une ponction pleurale évacuatrice, et, le 22 mai, une ponction d'ascite ; on réinjecte 7 cc. du liquide sous la peau de l'abdomen. *L'ascite se reproduit en quatre jours à son niveau précédent*. Mort et autopsie confirmative le 28 mai 1909.

OBSERVATON VIII

(Roque et Cordier, *ibid.*)
OBSERVATION III. Tuberculose ganglionnaire, osseuse, péritonéale. Autosérothérapie négative

Elisabeth R..., 16 ans et demi, entre salle Carnot, n° 5, le 2 juin 1909. Parents tuberculeux, frère tuberculeux. Ganglions cervicaux suppurés à 5-7 ans ; spina-ventosa à 9 ans. Depuis 9 mois, ascite : on a fait, loin de Lyon, six ponctions espacées de un mois et demi, de un mois, de trois semaines, de 3 semaines, de 18 jours. La dernière date de 12 jours, et l'ascite est reproduite. Devant cette rapidité inquiétante, elle est envoyée de l'Arbresle, avec l'attente d'une laparotomie.

Le 3 juin, ponction de 11 litres (points de repère pris à l'avance) ; inoculation positive du liquide et séro-diagnostic de Courmont positif.

Après la ponction, injection de 4 litres d'oxygène pur et lavé.

Le 10 juin, le niveau est reproduit ; l'oxygène est résorbé. On en réinjecte 2 litres.

Le 12 juin, la malade réclame sa ponction ; on retire 10 litres ; on réinjecte 10 cc. de *liquide sous la peau* (points de repère exactement pris).

Le 19 juin, la malade réclame sa ponction, et, effectivement, le liquide est à peu près à son niveau.

Le 21 juin, le niveau est le même qu'avant la ponction du 12. On reponctionne ; le 7, on retire 10 litres 700. On réinjecte 8 cc. de liquide sous la peau. On fait, en même temps, une injection de 3 litres d'oxygène et de 20 cc. d'électrargol dans la cavité péritonéale.

Le 2 juillet, c'est-à-dire dix jours après ces opérations, le niveau du liquide est revenu à sa limite ancienne. La malade est alors dirigée sur un service de chirurgie : laparotomie-éviscération partielle le 4 juillet. Le 27 juillet, elle repart chez elle sans que le liquide se soit reproduit d'une façon nette.

Le 10 avril 1910, nous avons de ses nouvelles : on doit la ponctionner à nouveau le 4 janvier 1910. Elle est décidée à subir une nouvelle laparotomie. Mais le liquide s'est à peine reproduit.

L'échec de l'autosérothérapie a été évident, remarquable.

OBSERVATION IX

(ROQUE et CORDIER, *ibid.*)
OBSERVATION IV. Cirrhose de Laënnec. Autosérothérapie à résultats peut-être favorables

Jean Ro..., 48 ans, ferblantier, salle Saint-Bruno, du 24 juillet au 23 octobre 1909. Alcoolique avéré. Tuberculose ganglionnaire dans l'enfance. Rachitisme. Parents inconnus. Troubles digestifs datant de deux ans. L'ascite est apparue il y a un an environ ; elle fut assez abondante pour nécessiter, au milieu de juillet 1908, une ponction à Toulouse, au cours d'un séjour hospitalier. Le malade retravailla, en état de santé assez bon. En janvier 1909, l'ascite reparut et une ponction fut faite au début de février, dans le même hôpital (le malade, borné, ignore le service où il séjourna).

En juillet 1909, étant par hasard à Lyon, son ascite augmentant, il entre à l'Hôtel-Dieu pour se faire ponctionner. On retire, le 30 juillet, 9 litres de liquide citrin, à inoculation positive, à séro-diagnostic tuberculeux positif, et on réinjecte sous la peau 10 cc. de ce liquide. Le malade mange bien, reprend du poids et des forces, et son liquide ne semble pas se reproduire. Retenu au lit par une sciatique peut-être d'origine alcoolique, il ne repart du service que le 23 octobre 1909, et son liquide ne s'est que très peu reproduit : le flot existe toutefois, la mobilité de la matité est évidente. Mais il est indéniable que la reproduction a été plus lente.

Le 6 avril 1910, le malade nous écrit qu'on a dû le reponctionner à Bayonne le 12 mars, et que depuis lors son liquide ne s'est pas nettement reproduit.

Bref, entre la première et la deuxième ponction, il s'est écoulé six mois et demi ; entre la deuxième et la troisième, six mois ; entre la troisième et la quatrième (après sérothérapie) sept mois et demi. Peut-être peut-on voir là, avec un peu de bonne volonté, un succès de la méthode. Mais cette variabilité de reproductions d'épanchement est vraiment trop peu exceptionnelle au cours de la cirrhose dite de Laënnec.

Observation X

(Roque et Cordier, *ibid.*)
Observation V. Cirrhose de Laënnec. — Autosérothérapie. — Résultats
franchement négatifs. — Mort

Irma Ti... 39 ans, boulangère. Salle Carnot, du 12 juin au 20 octobre 1909. Pas d'antécédents tuberculeux. Grande alcoolique. Troubles digestifs datant de 4 à 5 ans ; ascite datant de un mois. Urines oscillant de 450 à 650 cc.

Première ponction le 30 juin : 0 litres 500.

Deuxième ponction, le 20 juillet ; 7 litres 200

Troisième ponction, le 16 août : 6 litres 400 (autosérothérapie, 10 cc.) ; pas de modifications des urines, ni comme quantité, ni comme élimination de l'urée.

Quatrième ponction, le 2 septembre : 7 litres (autosérothérapie, 10 cc.).

Cinquième ponction, le 21 septembre : 7 litres 900 (autosérothérapie, 10 cc.).

Sixième ponction, le 12 octobre (pas d'autosérothérapie).

Après les quatrième et cinquième ponctions, les urines n'ont pas été davantage modifiées.

Autopsie confirmative le 22 octobre.

OBSERVATION XI

(ROQUE et CORDIER, *ibid.*)
OBSERVATION VI. Cirrhose de Laënnec; ponctions très espacées; autosérothérapie indifférente

Hyacinthe R..., 51 ans, cabaretier, jovial alcoolique qui présente de l'ascite depuis quatre ans, et vient se faire ponctionner à peu près tous les 7 ou 8 mois; il revient pour se faire faire sa sixième ponction. Il est à noter qu'à chaque paracentèse se produit une aggravation passagère de son état, et qu'il a une *petite poussée thermique* durant 4 jours, avec *oligurie* très marquée (300 gr.).

Le 2 août 1909, on retire 9 litres, on en réinjecte 10 cc. sous la peau. Le soir 37°8, le lendemain 38°3 et 38°7, le surlendemain 38°1 et 37°8.

Les urines ont été rares : 320, 370, 540 par 24 heures. Le taux ordinaire remonte à 900 ou 1000.

Enfin, le malade a été reponctionné le 20 avril, chez lui, soit 8 mois et demi.

Échec complet de la méthode.

Observation XII

(Le Play, in article Autosérothérapie des épanchements séreux, *Bulletin Médical*, 17 juillet 1910)
(Résumée)

Homme, 49 ans, entré le 9 septembre 1909 dans le service du professeur Dieulafoy, à l'Hôtel-Dieu. Employé de commerce alcoolique. Signes de la *cirrhose atrophique de Laënnec* : petit foie, grosse rate, ascite considérable, circulation complémentaire pariétale. Œdème des jambes, présence constante d'albumine dans les urines, petits signes de brightisme.

Régime lacté absolu pendant toute la durée du séjour à l'hôpital.

Le 19 février 1908, première ponction, évaluée à 16 litres ; depuis lors, toutes les quatre semaines, régulièrement, on retira 15 à 20 litres de liquide ascitique, qu'on lui fît ou non, dans l'intervalle, des injections sous-cutanées, plus ou moins répétées, de 5 à 10 cc. chacune, de son propre liquide. La quantité d'urine éliminée pendant les jours qui suivaient l'injection sous-cutanée était très variable, tantôt peu augmentée, de 500 à 700 cc., tantôt non modifiée. D'ailleurs, l'ascite se reproduisait toujours avec la même rapidité.

Cependant, sous l'influence du régime lacté absolu, et après 14 ponctions, soit 230 litres en 13 mois, le malade sort complètement guéri le 1er mars 1910.

Observation XIII

(Le Play, *ibid.*)
(Résumée)

B..., entré le 13 décembre 1909, salle Saint-Christophe, à l'Hôtel-Dieu. *Cirrhose atrophique de Laënnec* chez un éthylique avéré. Les reins ne présentent aucun symptôme pathologique.

Du 13 décembre au 15 mai, état à peu près stationnaire. A

plusieurs reprises, injections sous-cutanées de 5 à 10 cc. de liquide ascitique, qui *exercèrent une action favorable sur la
diurèse.*

Cependant, l'ascite augmentant progressivement, on fait,
le 10 janvier, une ponction évacuatrice de 15 litres ; injections
sous-cutanées fréquentes. Le 19 février, puis le 4 mars, le
10 avril, le 7 mai, nouvelles ponctions de 12 à 15 litres chaque
fois.

A partir du 15 mai, aggravation rapide de la maladie.
Diminution des urines, hautes en couleur, avec un peu d'albumine qui tombent de 3 litres à 2, puis oscillent autour de
un litre. L'autosérothérapie n'eut plus aucune action sur la
fonction rénale. Mort le 2 juillet.

OBSERVATION XIV

(LE PLAY, *ibid.*)

(Résumée)

Homme, 61 ans, chapelier, entré à l'Hôtel-Dieu, salle Saint-
Christophe, le 7 mars 1910. Présentait un ensemble morbide
fort complexe, mais relevant d'un état de sclérose générale-
lisée : insuffisance vasculaire (surtout veineuse), insuffisance
myocarditique (œdème), insuffisance surrénale ; insuffisance
hépato-rénale (diminution de l'urée, albumine) ; syndrome
clinique de la *cirrhose atrophique de Laënnec.*

Bientôt les symptômes de la cirrhose s'accentuent au point
que la paracentèse abdominale doit être effectuée à plusieurs
reprises, à une douzaine de jours d'intervalle, tant le liquide
se reforme rapidement : 3 ponctions de 12 litres en moyenne,
en 6 semaines environ. Entre les ponctions, autosérothérapie : injection de 5 cc. à plusieurs reprises, sans aucun effet,
non seulement sur l'ascite, mais même sur la diurèse ; ce qui
s'explique par l'insuffisance rénale prononcée : 300 à 400 gr.
d'urine par jour, malgré les toni-cardiaques et les diurétiques.

Le malade meurt le 31 mai, avec le syndrome addisonnien.

Observation XV

(R. Cestan, *Toulouse Médical*, 1ᵉʳ août 1910; cité *in* thèse de Carbou, Toulouse, novembre 1910)
(Résumée)
Tuberculose pleuro-péritonéale. — Autosérothérapie. — Guérison

. Jeune fille de 14 ans, sans antécédents personnels ou héréditaires, vient consulter, en août 1909, pour tuberculose pleuro-péritonéale classique : ascite libre de moyen volume, amaigrissement, pas de fièvre, pas de troubles intestinaux. Aérothérapie, suralimentation prudente, arsenic, glycérophosphate, en septembre, deux séances d'autosérothérapie pleurale et guérison du double épanchement pleural.

Mais l'état général reste stationnaire, et l'ascite augmente malgré traitement. En janvier 1910, on fait deux séances d'autosérothérapie avec 10 cc. de liquide ascitique. L'ascite diminue de jour en jour, la convalescence s'installe avec une rapidité surprenante, et le 1ᵉʳ mars la malade se considère comme guérie ; l'ascite a disparu.

La guérison s'est maintenue depuis cette époque.

Observation XVI

(Godlewski, d'Orange; parue dans le numéro de septembre 1910 du *Bulletin et Mémoires de la Société de médecine de Vaucluse*, que nous n'avons pu nous procurer; citée dans le travail d'Audibert, in *Journal médical français*, novembre 1910.

Concerne un cas d'*ascite asystolique*, par foie cardiaque, traité par l'autosérothérapie avec brillants résultats.

Observation XVII

Concerne un cas d'ascite asystolique, par foie cardiaque, traité par l'autosérothérapie avec brillants résultats
(Godlewski, *ibid.*; cité et résumée par Audibert, *loc. cit.*)

Ascite hépato-rénale. Malade brightique, éliminant 2 gr. d'albumine, 12 gr. d'urée, 700 cc. d'urine, voit la diurèse passer à 950 cc. puis à 1.600 cc., sous l'influence de deux piqûres ascitiques. Malgré cela, la mort s'en est suivie. Après la plasmothérapie, la polyurie se produit, mais le liquide se reforme.

OBSERVATION XVIII

(TIMBAL et SAINT-MARTIN) relatée *in thèse* de Carbou, Toulouse, nov. 1910)
(Très résumée)
Péritonite tuberculeuse. — Autosérothérapie. — Guérison

Femme de 22 ans, tailleuse, se présente à la consultation du docteur Caubet, le 24 août 1910, pour *péritonite tuberculeuse*, avec *pleurésie gauche et infiltration du sommet gauche*. La maladie semble avoir débuté en juin dernier par le gonflement de l'abdomen. Pas d'autres antécédents personnels qu'adénopathie cervicale pendant l'enfance, encore perceptible actuellement ; pas d'antécédents héréditaires. Abdomen volumineux, flancs étalés ; matité remontant à deux travers de doigt au-dessus de l'ombilic ; le liquide est libre dans la cavité péritonéale.

Injection de cacodylate de soude pour relever l'état général ; la malade reçoit 5 piqûres.

Puis le 29 août, ponction abdominale aspiratrice ; on retire ainsi 6 cc. de liquide ascitique qu'on réinjecte sous la peau de l'abdomen. Vive réaction locale et générale pendant six jours : les douleurs abdominales et la tuméfaction du ventre ont augmenté, urines restent rares ; pas de fièvre appréciable.

Le 4 septembre, apparition d'une crise urinaire intense ; les urines, qui ne dépassaient pas, avant, 500 grammes, atteignent 3 litres et demi. Cette polyurie a persisté environ 15 jours.

La disparition de l'ascite s'est faite lentement, progressivement et régulièrement. L'état général s'améliorait parallèlement ; depuis le 25 septembre, la malade peut s'occuper de son ménage.

Le 3 novembre, l'amélioration a persisté et progressé, au point que la malade se considère comme guérie.

Il y a eu, en tous cas, amélioration très nette et régression des symptômes de la tuberculose pleuro-péritonéale.

OBSERVATION XIX

(Carbou, in thèse de doctorat, Toulouse, nov. 1910)
(Résumée)
Péritonite tuberculeuse. — Autosérothérapie. — Guérison

B... Rose, 25 ans, lingère, célibataire, salle Sainte-Marthe,
n° 5 (Hôtel-Dieu). Entrée à l'hôpital le 22 avril 1910, dans le
service de M. Chamayou.

Antécédents héréditaires et collatéraux nettement patho-
logiques. Antécédents personnels très chargés : mauvaise alimentation dans le premier âge ; à un an, rougeole sévère
avec broncho-pneumonie ; à 2 ans, carreau ; à 4 ans, arthrite
tuberculeuse du genou ; puis otite suppurée de l'oreille gauche ; à 15 ans, manifestations pulmonaires tuberculeuses.

A l'entrée à l'hôpital, état général peu satisfaisant. OEdème
malléolaire, urines très rares (250 grammes par 24 heures).
Ventre très volumineux, saillant, à peau tendue lisse, comme
vernissée ; circulation complémentaire peu développée ; la
cicatrice ombilicale fait presque hernie. Anorexie presque absolue ; diarrhée et vomissements biliaires. Dyspnée.

A cause de ces mauvaises conditions, la laparotomie que
devait subir la malade est différée, et l'on commence le traitement par l'autosérothérapie. On suspend toute médication et
on autorise la malade à prendre ce qui lui fera plaisir.

Première injection le 28 avril, un peu douloureuse : 5 cc.
Le lendemain, la température qui était à 38°5 est à 37°4 ; les
urines à 500 grammes. Le 30 avril, urines à 750 grammes ;
le 1er mai, 1 litre.

Le 6 mai, ponction et deuxième injection de 5 cc. ; le 8 mai,
les urines sont à 2 litres, et se maintiennent ainsi jusqu'au
15. Le 16, troisième ponction suivie d'injection ; les urines
sont à 800 grammes. Le lendemain, 17, urines à 2 litres 500 ;
le 18, à 3 litres.

En même temps, l'état général s'améliore de plus en plus ;
plus de douleurs, plus d'œdème malléolaire ; la malade peut
se lever un peu.

Le 20 mai, la malade se promène dans la salle, le ventre a repris son volume normal ; les urines sont à 2.100 grammes. La malade sort et part pour Luchon le 2 juin.

OBSERVATION XX

(Mlle ZOLOTAREFF, *in* thèse de doctorat, Paris, novembre 1910)
(Résumée)
Cirrhose hypertrophique alcoolique avec ascite à répétition.
Echec de l'autosérothérapie

G... L., 51 ans, journalière, entrée à l'hôpital le 20 avril 1910. Fièvre typhoïde à 12 ans ; eczéma généralisé à 32 ans. Ethylisme non avoué. En janvier 1910, grippe à forme pulmonaire et digestive, avec foie douloureux, vomissements ; le ventre commence à grossir. Entre à l'hôpital pour son hydropisie.

Abdomen distendu, en obusier ; paroi œdématiée, circulation collatérale ; sensation de flot ; la matité remonte jusqu'au creux épigastrique. Jambes un peu œdématiées. Etat général bon. Température 37°4 ; pouls, 80. Urines, 800 cc.

28 avril, ponction : 15 litres et demi ; 12 mai, ponction : 12 litres ; 3 juin, ponction : 16 litres ; 22 juin, ponction : 15 litres ; 10 juillet : 18 litres ; 5 août : 20 litres ; 14 août : 18 litres ; 1er septembre : 19 litres. L'ascite tend à se reformer de plus en plus.

Le 10 septembre, autosérothérapie : injection de 10 cc. La diurèse reste au même taux, et le 17, nécessité d'une nouvelle ponction de 18 litres.

Le 20 septembre, deuxième injection de 10 cc. Même résultat négatif sur l'épanchement et la diurèse.

Le 3 octobre, ponction de 21 litres ; le 18 octobre, ponction : 19 litres.

Le 20 octobre, l'état est le même, aucune amélioration. On va refaire une nouvelle ponction. Etat général excellent. L'œdème des jambes a disparu. Les urines sont à 600 cc.

Observaton XXI

(Andéol, de Tulette, et Goldewski, d'Orange; in *Bulletin et Mémoires de la Société de médecine de Vaucluse*, mars 1911)
(Résumée)

M..., 35 ans, vu pour la première fois le 10 juillet 1910. Diagnostic : ascite cardiaque avec asystolie. Le liquide ascitique est à trois doigts sous l'ombilic. Traitement ordinaire : réduction de liquide, lait ; doses minimes de calomel ; administration de digitaline à 1/10e de milligramme, suivie de théobromine. Au 2 août, aucun résultat appréciable. A cette date, première ponction suivie d'injection de 10 cc. de liquide, avec continuation du même traitement médicamenteux : aucun résultat. Le 7, deuxième ponction, suivie d'une injection de 10 cc. Le 10, polyurie abondante de 950 cc. ; l'urine a monté à 1.550 cc. Le 15 août, l'ascite a déjà notablement diminué : nouvelle ponction et injection suivie, le lendemain, d'une égale polyurie. A la suite de ces trois injections, le 27 août, le malade n'a plus de liquide. Il n'y a plus eu d'ascite depuis.

Observation XXII

Andéol et Godlewski, *ibid.*)

Homme de 45 ans, de Tulette, éthylique depuis l'âge de 20 ans, ayant eu de temps à autre des phénomènes d'auto-intoxication d'origine hépato-rénale, présente actuellement des signes très nets de *cirrhose atrophique*, ayant débuté il y a 2 ans. Depuis un an, ascite considérable ayant nécessité trois ponctions de 15 à 18 litres chacune, à un mois d'intervalle. Aucune amélioration, malgré le régime lacté absolu exactement suivi.

En septembre 1910 ponction et injection de 15 cc. de liquide qui amène une légère diurèse. Deuxième injection plasmothérapique quelques jours après, qui amène alors une décharge considérable d'urine et à partir de ce jour, l'ascite, qui s'était légèrement reformée (5 à 6 litres) s'est mise à décroître insensiblement.

Depuis, l'amélioration s'est maintenue.

Observation XXIII
Andéol et Guilywhri, ibid.)

(Résumée)

Femme de 47 ans, atteinte de tumeur abdominale depuis cinq mois : tumeur du corps utérin coralliforme, avec ascite, à évolution rapide. L'ascite augmente d'une façon considérable, en même temps qu'apparaissent des phénomènes de compression ; œdème considérable des membres inférieurs ; urines rares, à peine un verre dans les 24 heures.

Le 15 septembre, ponction de l'ascite, très haut pour éviter la tumeur : 12 litres de liquide jaune foncé très écumeux. En même temps, injection sous-cutanée de 15 cc. de ce liquide. Les phénomènes de compression s'amendent, mais l'œdème et les urines restent stationnaires. Inoculation de liquide à un cobaye négative.

Le 22 septembre, l'ascite est suffisamment reformée, on pratique une nouvelle injection sans résultat. Le 25, injection de 10 cc. ; la diurèse devient alors un peu plus abondante (demi-litre dans les 24 heures). L'œdème a commencé, dès lors, à diminuer, le volume d'urines est resté à demi-litre.

L'ascite s'est reformée, mais sans dépasser 3 litres lors d'une ponction faite le 1er octobre. La tumeur a continué à grossir ; elle est stationnaire depuis novembre. Il y a toujours un peu de liquide, un verre environ. La malade ne souffre pas, n'a plus d'œdème, mais se cachectise sous l'influence de la tumeur.

4

Observation XXIV

(Ponthieu, de Marseille) relatée par Audibert à la Société médicale des
Hôpitaux de Paris le 12 mai 1910)

Le nommé O., 55 ans, éthylique, artérioscléreux, subit, en
janvier 1910, l'opération de la cure radicale de hernie inguinale. L'anesthésie, mouvementée et dramatique, doit être in-
terrompue et l'opération est achevée sans anesthésie. Suppuration des fils. Quinze jours environ après l'intervention,
apparaissent des symptômes généraux sans rapport avec la
maladie inguinale : dyspnée, œdèmes, épistaxis. On constate
un souffle aortique et tous les signes de l'asystolie avec ascite
au début.

Le malade, fortement impressionné par son épistaxis, garde
la position horizontale. On en profite pour le mettre à la diète
lactée, on lui donne en même temps de la théobromine. Malgré
ce traitement, l'ascite augmente graduellement, quoique légèrement, sans dépasser 3 ou 4 litres environ.

L'hémostase nasale à peine assurée, le malade se lève aus-
sitôt ; à travers la plaie herniaire non encore cicatrisée, se
produit une infiltration ascitique de toute la région opératoire
et des tissus environnants. Canal inguinal, région inguinale,
scrotum sont envahis par le liquide ascitique. Une hydrocèle
volumineuse se produit. Les jours suivants, le liquide ascitique s'écoule en permanence par les orifices de suppuration,
analogie frappante, écrit le docteur Ponthieu, avec les injections de liquide dans la paroi.

Or, quelques jours après, guérison complète de l'ascite,
puis guérison des points de suture. Tout rentra rapidement
dans l'ordre, en dépit de la reprise des habitudes alcooliques
et boulimiques.

Observation XXV
(Evler, de Treptow, in *Mediz. Klinik*, 17 avril 1910)
Drainage permanent de l'ascite sous la peau

Homme, 32 ans, porteur d'une ascite abondante que, par une laparotomie, on reconnut consécutive à une tuberculose péritonéale. 2 litres et demi de liquide avaient été retirés ; mais, quatre semaines après, nécessité d'une nouvelle ponction qui donne un litre de liquide. Malgré tous les traitements médicamenteux et alimentaires mis en usage, une nouvelle laparotomie devint nécessaire.

Incision de 12 contim. de long, de l'ombilic à la symphyse pubienne ; on ne trouve pas de foyer de tuberculose localisé, mais un semis de granulations. On évacua l'ascite, puis on laissa une ouverture péritonéale de 2 à 3 centimètres, que l'on mit en communication avec une brèche faite au muscle droit. On établit ainsi, par le fait, une fistule permanente entre le péritoine et l'espace sous-cellulaire. Occlusion soigneuse de la plaie tégumentaire par des sutures très rapprochées. Distension des téguments, un peu douloureuse, les premiers jours, et apparition de quelques fistules cutanées. Mais, au bout de huit semaines, les fistules étaient guéries et l'ascite ne s'était pas reproduite. Quelques mois après, le malade était en parfait état.

V

ETUDE CRITIQUE

Résultats. — Interprétation

L'examen, en bloc, au point de vue des résultats obtenus, des observations reproduites dans le chapitre précédent, nous conduit d'abord à cette première constatation :

Sur 25 cas d'ascite traités par l'autosérothérapie, nous relevons : .

12 résultats *positifs* à des degrés divers,

11 résultats *négatifs*,

2 résultats *douteux*.

Donc, sous cet aspect très général, balance à peu près égale entre les succès et les insuccès de la méthode.

Envisagés sous un point de vue plus particulier, suivant la cause de l'ascite, comment se répartissent ces résultats ? C'est ce que nous essayons de présenter dans le tableau ci-dessous :

			Obs.	IV	(Roger et Chauvin)
		6 cas	—	V	(Prou)
		négatifs	—	X	(Roque et Cordier)
Ascite			—	XI (	id.)
par cirrhose de Laënnec			—	XII	(Le Play)
			—	XIII (	id.)
10 cas		3 cas	Obs.	II	(Audibert et Monge)
		positifs	—	III	(Limouzy)
			—	XX	(Andéol et Godlewski)
		1 cas	Obs.	IX	(Roque et Cordier)
		douteux			

Ascite d'origine asystolique 6 cas	4 cas positifs	Obs.	I (Jeunet)
		— XVI	(Godlewski)
		— XXI	(Andéol-Godlewski)
		— XXIV	(Pontilleul)
	2 cas négatifs	Obs. XIV	(Le Play)
		— VII	(Roque-Cordier)
Ascite par tuberculose péritonéale 5 cas	4 cas positifs	Obs. XV	(H. Centuri)
		— XVIII	(Timbal et St-Martin)
		— XIX	(Carbou)
		— XXV	(Evler)
	1 cas négatif	Obs. VIII	(Roque et Cordier)
Ascite d'origine cancéreuse 2 cas	1 cas négatif	Obs. VI	(Roque et Cordier)
	1 cas douteux	Obs. XXIII	(Andéol et Godlewski)
Ascite chez un hépato-rénal	1 cas positif	Obs. XVII	(Godlewski)
Ascite par cirrhose alcoolique hypertrophique	1 cas négatif	Obs. XX	(Mᵐᵉ Zolotareff)

Ce qui frappe surtout, c'est la proportion remarquablement élevée des résultats positifs dans les cas d'ascite par tuberculose péritonéale (80 %) ; viennent ensuite, avec un pourcentage également considérable, les cas d'origine asystolique (66 %) ; tandis que les succès, dans les ascites par cirrhose de Laënnec n'atteignent qu'à la proportion de 30 %.

A la vérité, on ne saurait accorder à ces constatations une importance absolue, étant donné le petit nombre d'observations sur lequel est basé ce pourcentage ; toutefois, en attendant que des statistiques plus importantes aient été produites, force nous est bien de tabler, en quelque façon, sur les éléments que nous possédons.

Dans ces conditions, il paraît au premier abord, difficile d'épouser, au moins entièrement, les idées émises par Audibert sur le mode d'action de l'autosérothérapie et particulièrement sa réfutation si vive de l'interprétation tentée par J. Courmont, et acceptée par nombre d'auteurs. La théorie de Cour-

ment repose sur l'existence de « bons et de mauvais liquides »,
les premiers, mieux fournis en propriétés bactéricides, agglu-
tinantes, étant curateurs, tandis que les mauvais sont, au
contraire, anaphylactisants ou prédisposants, c'est-à-dire, en
somme, nuisibles. Il s'agirait donc d'une action spécifique
sur la maladie *cause* de l'épanchement. C'est aussi l'opinion
de Gilbert (de Genève). C'est encore celle de Roque et Cordier : « Ce sont des processus très généraux de défense
qui gouvernent, et la production des épanchements, et leur
renouvellement, et leur résorption. De ces lois de pathologie
générale, encore mal précisées, l'autosérothérapie pleuréti-
que ou ascitique n'est qu'un point particulier, une application » (*Presse Médicale*, 22 juin 1910). Le Play, Chauvin et
Roger émettent des conclusions analogues.

Or, Audibert, par contre, s'élève contre cette idée que la
plasmothérapie puisse agir sur la cause de l'ascite. Elle fait
simplement rétrocéder le symptôme au moins momentanément. « Il y a, dit-il, momentanément arrêt dans la marche
de l'affection. A la faveur de cet arrêt, la maladie a évolué
vers son terme naturel, c'est-à-dire vers la guérison pour la
pleurésie, maladie curable, vers la simple amélioration pour
l'ascite, parce que causée par une maladie incurable. »

Il lui faut donc chercher une autre explication. Il la trouve
dans l'établissement, à la suite des injections de plasma, d'une
abondante diurèse. La résorption de l'épanchement se fait
donc aux dépens de la masse totale du sang circulant ; c'est
pourquoi, ajoute-t-il, l'intégrité du rein semble indispensable.

Ainsi présentée, l'explication n'aurait guère que la valeur
d'une hypothèse, à la vérité séduisante, et basée sur la constatation du résultat le plus souvent observé, la polyurie. Il ne
s'en tient pas là, et, pénétrant plus avant dans l'intimité du
phénomène, il appuie sa démonstration sur les propriétés
du plasma épanché : « Qu'est-ce que le plasma épanché dans
» une séreuse, sinon un liquide d'une richesse extraordinaire
» en sels, urée, chlorures, etc., en extraits éthérés alcooli-
» ques et aqueux, en gaz, en matières albuminoïdes, en cel-

» lules, globules blancs ou autres, en corps chimiques indé-
» terminés issus des réactions protoplasmiques. C'est, par
» rapport au sérum sanguin, un liquide hypertonique, ou, si
» l'on préfère, un liquide capable de déclancher la diurèse,
» si je puis m'exprimer ainsi. Vraiment, je ne vois pas autre
» chose dans la plasmothérapie qu'une *polyurie provoquée* »
(*La Plasmothérapie des épanchements séreux*, « *Journal médical français* »).

Donc, comme il l'écrivait ailleurs antérieurement, ce serait
par des lois *d'osmose* qu'il faudrait expliquer *en grande partie*
l'action du liquide ascitique injecté. Mais il attribue également une certaine importance à l'état de la séreuse, et, conséquemment, à son pouvoir d'absorption. C'est ainsi que, si le
péritoine est fortement touché, la plasmothérapie n'agit pas.

En somme, pour Audibert, les deux facteurs susceptibles
d'influencer le plus les résultats de la méthode sont d'une
part l'état du rein, d'autre part l'état de la séreuse péritonéale. Que le rein soit suffisamment perméable, le péritoine
à peu près intact, on a des résultats positifs ; dans le cas contraire, des résultats négatifs.

Quoi qu'il en soit, pour lui, et c'est sa conclusion, la plasmothérapie est « une méthode adjuvante et non curatrice.
Le plasma des épanchements séreux n'agit pas comme spécifique : le processus tuberculeux, cirrhotique ou autre, de-
meure le même ».

Aussi séduisante qu'apparaisse cette argumentation, aussi
logiques qu'en puissent être certains des principes directeurs,
elle ne nous semble pas, cependant, suffisamment illustrée
par les faits, c'est-à-dire par les observations dont nous avons
consigné les résultats, pour que, encore un coup, en toute
impartialité, nous l'acceptions intégralement, sans faire de
réserves au moins en ce qui a trait à l'influence, sur le résultat de l'autosérothérapie, de la cause de l'ascite. En effet, si,
d'un côté, nous notons de si nombreux insuccès (même au
seul point de vue de la diurèse), dans les cas qui relèvent de
la cirrhose alcoolique de Laënnec (30 % seulement de résul-

tats positifs), nous constatons, d'autre part et par contre,
80 % de succès dans ceux où la tuberculose péritonéale est en
jeu. Ceci, après les explications d'Audibert, serait insuffisant
sans doute pour infirmer, même en partie, ses conclusions ;
mais il semble bien, en outre, que, dans deux, au moins,
sur quatre, des cas signalés comme positifs, à part la disparition du symptôme ascite, il se soit produit une amélioration si notable de l'état général, qu'on pourrait peut-être pen-
ser à une guérison, sinon complète et définitive, au moins
partielle, de la *cause*.

Nous n'avons pas la prétention d'édifier, à notre tour, une
théorie. Mais, dans ces cas, si favorablement influencés, de
péritonite bacillaire, peut-être est-il permis de voir, et de
souligner, tout au moins, une indication. Et, pour clore cette
étude, nous nous demanderons s'il ne serait pas opportun, en
l'occurrence, de faire montre d'un certain éclectisme ; si, au
lieu d'opposer diamétralement la théorie d'Audibert et celle
des microbiologistes, acceptée par nombre d'observateurs, et
fondée sur une action peut-être spécifique de l'épanchement
séreux, il ne serait pas possible, toujours en se basant unique-
ment, pour le moment et faute de mieux, sur les résultats
publiés, d'admettre dans les deux conceptions une part de
vérité. Qui sait si, dans l'avenir, des expériences, plus nombreuses ou plus complètes, ne se chargeront pas de les conci-
lier de façon plus complète encore ? La parole, nous semble-t-
il, est actuellement aux microbiologistes autant qu'aux cli-
niciens.

CONCLUSIONS

I. L'autosérothérapie ascitique, méthode nouvelle de traitement de l'ascite, a donné, entre les mains des divers auteurs qui s'en sont occupés, des résultats assez discordants.

II. On peut discuter sur la nature de l'action produite par l'autosérothérapie ascitique, expliquer diversement l'existence de cas positifs et négatifs. Un fait de constatation, tout au moins, doit rester, parce qu'il est signalé dans toutes les observations avec résultats plus ou moins positifs : c'est « la mise en branle », suivant l'expression d'Audibert, d'une abondante diurèse, souvent suivie de la résorption de l'épanchement ;

III. Dans les cas où la méthode n'agit pas, elle paraît du moins inoffensive ; c'est la conclusion de la presque totalité des observateurs. Toutefois, il semble démontré que le liquide péritonéal des cirrhotiques peut être, dans certains cas, *infectant* (André Jousset, bacille de Koch), d'où possibilité de septicémie tuberculeuse ; ou, très souvent, *toxique* (P. Courmont) et ce d'autant plus que le rein est moins perméable. Donc, il paraît indiqué, si l'on veut être certain d'une absolue sécurité, de s'assurer, au préalable, avant d'appliquer à une ascite cirrhotique la méthode autosérothérapique : 1° que le liquide ascitique n'est ni infectant (tuberculeux) ni toxique ; 2° que le rein est perméable. Sous ces réserves, la pratique de ce procédé étant dans tous les cas inoffensive, on peut, si même on ne doit, la conseiller systématiquement en présence d'une ascite, quelle qu'en soit la cause, réfractaire à tout autre traitement.

5

IV. Enfin, dans le même ordre d'idées, il y a lieu, nous semble-t-il, d'accueillir favorablement, ne fût-ce que pour la mettre à l'étude, la proposition faite par Castaigne, de procéder « à une filtration des liquides épanchés, sur bougies filtrantes, pour les débarrasser de leurs germes infectants quand on pense qu'ils en contiennent. »

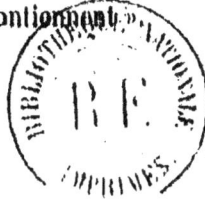

BIBLIOGRAPHIE

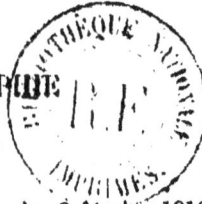

AUDIBERT et MONGES. — Presse médicale, 2 février 1910.

AUDIBERT. — Société médicale des Hôpitaux de Paris, 12 mai 1910.
— La Plasmothérapie des épanchements séreux, in Journal Médical français, 15 nov. 1910.

CASTAIGNE. — L'ascite des cirrhotiques, ses nouvelles méthodes de traitement, revue de thérapeutique, in Journal médical français, 15 nov. 1910. Chronique, ibid.

CESTAN (R.). — Toulouse Médical, 1er août 1910.

COURMONT (P.). — Revue documentaire, in Journal médical français, 15 nov. 1910.

CARROU. — L'autosérothérapie et son application au traitement de la péritonite tuberculeuse à forme exsudative. Thèse pour le doctorat, Toulouse, nov. 1910 (librairie J. Marqueste).

ANDÉOL et GODLEWSKI. — Plasmothérapie ascitique, in Bulletin et Mémoires de la Société de médecine de Vaucluse, mars 1911.

EYLER. — Drainage permanent sous-cutané de l'ascite, in Medizin. Klinik., 17 avril 1910.

GLATARD. — A propos de l'autosérothérapie de l'ascite, in Bulletin médical de l'Algérie, 10 juin 1910.

GODLEWSKI. — Bulletin et Mémoires de la Société de médecine de Vaucluse, septembre 1910.

LE PLAY. — Bulletin médical, 27 juillet 1910.

JEUNET. — Gazette médicale de Picardie, novembre 1909.

MORICHAU-BEAUCHANT. — Revue critique, in Archives médico-chirurgicales de Province, août 1910.

PRON. — Société de thérapeutique, 17 avril 1910, et Bulletin médical de l'Algérie, 25 mai 1910.

ROGER et CHAUVIN. — De l'autosérothérapie de l'ascite. Montpellier Médical, 22 mai 1910.

ROQUE et CORDIER. — Autosérothérapie ascitique, Presse Médicale, 22 juin 1910.

ZOLOTAREFF (Mlle). — Etude critique du traitement des épanchements séreux et de l'autosérothérapie. Thèse pour le doctorat. Paris, nov. 1910 (J. Roussel, libraire).